HIPPOCRATE ET LA LITHOTOMIE

HISTOIRE SOMMAIRE DES OPÉRATIONS TENTÉES POUR GUÉRIR LES CALCULEUX

par le Docteur **RENÉ BRIAU**

Bibliothécaire de l'Académie de Médecine

SECONDE ÉDITION REVUE ET AUGMENTÉE

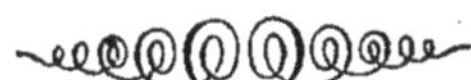

PARIS

CHEZ GEORGES MASSON

Libraire de l'Académie de Médecine

boulevard Saint-Germain

HIPPOCRATE

ET

LA LITHOTOMIE

Imprimerie Paul MASSON, place du Martroi, Orléans.

HIPPOCRATE ET LA LITHOTOMIE

HISTOIRE SOMMAIRE DES OPÉRATIONS TENTÉES
POUR GUÉRIR LES CALCULEUX

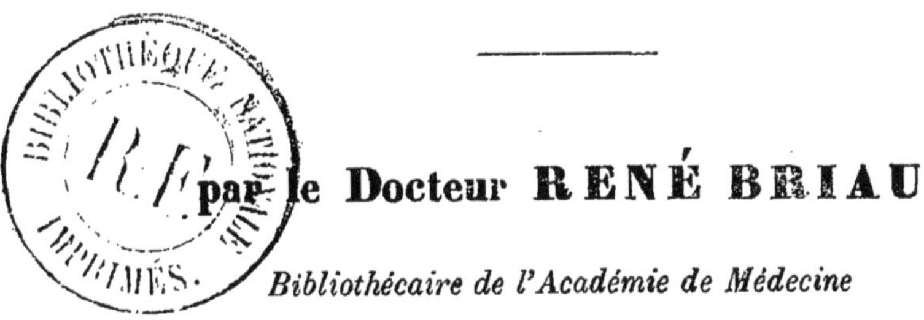

par le Docteur **RENÉ BRIAU**

Bibliothécaire de l'Académie de Médecine

—

SECONDE ÉDITION REVUE ET AUGMENTÉE

PARIS

CHEZ GEORGES MASSON

Libraire de l'Académie de Médecine

boulevard Saint-Germain

—

Tous droits réservés.

Ce Mémoire a été lu à l'Académie des inscriptions et belles-lettres dans les séances des 25 avril et 16 mai 1873.

AVERTISSEMENT

La première édition de ce Mémoire a été publiée en 1873 sous ce titre : LE SERMENT D'HIPPOCRATE ET LA LITHOTOMIE. Quelques observations dont j'ai reconnu la justesse m'ayant été faites par plusieurs amis sur ce titre, qui selon eux, ne donne pas une indication exacte et complète de mon travail, je me suis décidé à le modifier. Malgré ce changement dans le titre et les quelques additions que j'ai faites à l'ouvrage, je dois avertir le lecteur qu'il ne diffère nullement, pour le fond comme pour la forme, de l'édition de 1873 depuis longtemps épuisée.

HIPPOCRATE

ET

LA LITHOTOMIE

Le sujet dont je vais avoir l'honneur d'entretenir l'Académie semble d'abord trop spécial et trop technique pour attirer son attention et se concilier son intérêt. Cependant, comme il s'agit, d'une part, de l'interprétation d'un texte grec ; de l'autre, de faits historiques qui touchent par plusieurs points à l'histoire générale, j'ai pensé que la savante compagnie entendrait sans défaveur mon mémoire, et que la critique à laquelle j'ai le dessein de me livrer avait de quoi i intéresser, ne fût-ce que comme observation de la marche de l'esprit humain dans les découvertes de la science et de l'art.

Au nombre des écrits qui portent le nom d'Hippocrate, il en est un dont l'authenticité est généralement reconnue, en tant du moins qu'il lui est contemporain ou même antérieur, et qu'il émane de la famille des Asclépiades ; je veux parler du SERMENT, Ὅρκος, qui est en tout cas un monument médical antique de premier ordre, empreint de grandeur et même de sentiment religieux. Les préceptes qui y sont simplement et brièvement exprimés sont d'une inspiration tellement élevée qu'ils ont pu dans tous les temps être, à juste raison, considérés comme une sorte de code moral de la profession médicale.

Toutefois, parmi ces préceptes, il en est un qui semble sortir du caractère général dominant dans ce texte vénérable ; et, à cause de cela, il a toujours été considéré comme difficile à comprendre et à motiver. Je veux parler de celui où l'auteur fait jurer à ses élèves de ne point pratiquer l'opération de la pierre : Οὐ τεμέω δὲ οὐδὲ μὴν λιθιῶντας, ἐκχωρήσω δὲ ἐργάτῃσιν ἀνδράσι πρήξιος τῆσδε. « Je ne taillerai point ceux qui souffrent de la pierre, je laisserai cette opération aux gens qui s'en occupent. » Ce texte est clair et précis ; les manuscrits ne donnent point de variantes qui puissent en modifier la signification, et les plus savantes éditions d'Hippocrate sont unanimes pour reproduire la leçon que je viens de donner. La difficulté signalée par les commentateurs ou traducteurs n'est donc point dans le texte ni dans sa signification, elle existe tout entière dans le précepte lui-même et dans la pensée qui l'a dicté.

Dans le tome IV de sa très docte édition des Œuvres d'Hippocrate, et dans l'argument dont il fait précéder le texte et la traduction du Serment, M. Littré a parfaitement résumé les discussions auxquelles a donné lieu le passage relatif à l'opération de la taille. Beaucoup d'auteurs ont voulu qu'il y eût là une faute de copiste et ont fait les plus grands efforts pour changer, suivant leurs vues particulières, le sens qu'ils ne voulaient pas accepter. Personnellement, je ne puis oublier avec quelle vivacité et quelle conviction le savant et regretté professeur Malgaigne rejetait la possibilité qu'un médecin tel qu'Hppocrate eût pu proférer « un blasphème médical » comme celui du texte adopté, et à quelles arguties il avait recours pour se démontrer à lui-même qu'un chirurgien digne de ce nom n'a jamais pu vouloir défendre à ses élèves de pratiquer la taille ou lithotomie. Il aurait voulu pouvoir se ranger à l'opinion de Réné Moreau, qui prétendait voir dans le précepte du Serment la défense de pratiquer la castration. M. Littré avait eu lui-mème la pensée de substituer dans le texte la leçon αἰτέοντας à celle de λιθιῶντας, ce qui, en effet, aurait complétement changé le sens du précepte, lequel alors aurait été : « Je ne castrerai pas même ceux qui le demanderaient. » Mais le savant éditeur a reculé devant les indications dont il donne le détail. Et dans le fait cette opinion ne peut se soutenir que par une substitution de mots injustifiable devant l'unanimité des manuscrits.

D'autres auteurs, et c'est le pl grand nombre, ont admis l'interprétation donnée par le texte, qu'effectivement le Serment défend aux médecins de pratiquer la lithotomie et veut qu'ils laissent cette opération aux spécialistes; mais alors les objections surgissent en foule. Les médecins hippocratiques, disent quelques-uns, pratiquaient toutes les opérations chirurgicales, et elles sont in   uées dans les livres de la collection ; pourquoi donc cette exception si solennelle pour une seule d'entre elles ? Bien plns, ajoutent quelques autres, et plus particulière-

ment **M.** Littré, il est parlé dans les livres d'Hippocrate du
cathéter ou de la sonde, comme d'un instrument ordi-
naire et d'usage commun, et du cathétérisme comme
d'une opération journellement pratiquée dans diverses
maladies de la vessie, et notamment pour constater si
une pierre existe dans cet organe ; comment donc pour-
rait-on concilier la défense du Serment avec cette pratique journalière du cathétérisme ? « Ainsi ajoute
M. Littré, voilà des médecins hippocratiques qui sondent
les malades pour reconnaître si la vessie renferme une
pierre, c'est le préliminaire nécessaire de toute opération de la taille ; et soit qu'ils pratiquassent eux-mêmes
cette opération, soit qu'ils la renvoyassent, comme le
dit le Serment, à des lithotomistes de profession, ἐργάτῃσιν ἀνδράσι, il est impossible de ne pas conclure de l'emploi du cathétérisme pour diagnotiquer la présence de
la pierre à la pratique de l'opération pour extraire cette
pierre ; surtout si l'on se rappelle que les anciens gardant
un profond silence sur l'invention de la taille, la relèguent
par celà même dans les temps pour lesquels ils n'avaient
pas de documents. »

Avec **M.** Littré, et pour les raisons qu'il donne jointes
à plusieurs autres dont je parlerai plus loin, je regarde
comme certain que l'opération de la taille etait pratiquée dans des temps bien antérieurs à Hippocrate.

Enfin, d'autres ont prétendu qu'il fallait voir là une
injonction au médecin de ne pas descendre à l'office de
chirurgien, office indigne de lui, en un mot quelque
chose de semblable à ce qui a longtemps existé dans la
médecine du moyen âge, alors que les chirurgiens
étaient classés parmi les barbiers. Mais, dit encore avec

toute raison le savant éditeur de la collection hippocratique, il suffit d'énoncer cette opinion pour que chacun
en voie l'absurdité. Tout dans les livres de l'école hippocratique montre que la médecine et la chirurgie étaient
sur la même ligne, avaient la même dignité, étaient
exercées par les mêmes hommes.

En définitive, tous ceux qui n'admettent pas le sens
donné par le texte de tous les manuscrits sont réduits à
faire des hypothèses invraisemblables, impossibles
même, et en tous cas injustifiables ; nous ne nous en
occuperons pas dans la suite de cet écrit. Pour tous
ceux, d'autre part, qui admettent le sens du précepte,
tel que le donne le passage cité plus haut du SERMENT,
ce précepte reste énigmatique, inexplicable, incompréhensible. La difficulté consiste donc à découvrir les motifs, le but et la portée de ce précepte. Le présent travail a pour objet et aura, j'espère, pour résultat d'éclairer
ce problème et d'en donner la vraie solution. En effet,
je me crois en mesure de faire voir comment Hippocrate
est resté fidèle à lui-même en défendant à ses élèves de
pratiquer l'opération de la lithotomie.

Pour bien juger cette difficulté et en trouver la solution, il faut d'abord se représenter la médecine hippocratique telle qu'elle existait réellement et telle qu'elle
nous apparaît d'une manière évidente dans les divers et
nombreux écrits que nous ont laissés ses maîtres ; c'est-
à-dire qu'elle était une science raisonnée, réfléchie, éta-
blie sur ses vraies bases, éclairée par l'observation et
l'expérience ; en même temps un art libéral, éminent

par sa dignité, son élévation et sa noblesse ; enfin une
profession indépendante, exercée avec moralité, délicatesse et probité, absolument respectable. C'est ainsi que
la médecine se révèle à nous dans les écrits de la collection hippocratique, et particulièrement dans le SERMENT,
dont j'ai fait ressortir ailleurs (1), et sous un autre
aspect, la hauteur de vues et le sentiment profondément
délicat. M. Littré, dans l'argument de la loi (2), remarque avec quel soin les vrais médecins tenaient à se
séparer de la tourbe qui en prenait le nom sans l'être.

De cette appréciation conforme en tous points à la vérité, découlera immédiatement la conséquence suivante :
c'est que toute pratique aveugle, aventureuse, purement
empirique, ne s'appuyant sur aucun principe ni sur aucune donnée scientifique, devait être bannie de l'enseignement, ainsi que de l'exercice professionnel, et interdite au médecin qui voulait demeurer honorable et
jaloux de la considération publique comme de sa propre
dignité.

Or, l'opération de la lithotomie telle qu'elle se pratiquait alors généralement, possédait au plus haut degré
ces caractères d'aventure, d'empirisme aveugle, de danger plus ou moins immédiat pour la vie et de hasardeux
expédient. Ceux qui la pratiquaient n'avaient aucune
connaissance précise des parties sur lesquelles ils portaient leur scalpel. Quand ils avaient la bonne fortune de
ne léser ni la vessie ni aucun des organes importants
qui l'avoisinent, leur opération pouvait être couronnée

(1) *L'Assistance médicale chez les Romains*, ch. VII, p. 101.
(2) Tome IV, p. 635.

de succès ; mais c'était un pur hasard ou du moins un résultat heureux, et assez rare, d'une longue expérience ; et dans aucun cas l'opérateur n'était certain, d'avance, d'avoir ce bonheur. Aucune règle fixe ne présidait au manuel opératoire, et c'est justement pour cela qu'on ne trouve point de description de la lithotomie dans les œuvres de l'école hippocratique. Il semble dès lors évident que c'est pour cette même raison que les médecins de cette école savante et réservée refusaient de faire une opération aussi livrée au hasard et aussi éloignée de toute donnée scientifique et raisonnée que l'était la lithotomie.

D'une autre part, cependant, la pierre dans la vessie est une maladie commune, fréquente, plus ou moins douloureuse , toujours très-incommode et tenant ses victimes, si l'on n'arrive pas à les en débarrasser, sous la menace incessante d'une catastrophe à peu près inévitable. De là la nécessité absolue de tâcher de la dissoudre ou de l'extraire d'une manière quelconque. Dès les temps les plus anciens, ainsi qu'on doit l'inférer de divers textes authentiques, les médecins étaient en possession d'instruments propres à la faire raconnaître d'une manière certaine , indépendamment même des signes, plus ou moins positifs que pouvaient fournir les organes, tels, en particulier, que la nature des douleurs, leur siége et surtout les qualités physiques du liquide urinaire. Dans cette situation, et la mort étant presque certaine ou bien la vie insupportable si la pierre n'était pas enlevée, les calculeux demandaient avec instance à courir les chances de l'opération, et il se rencontrait des hommes hardis qui consentaient à faire ce qu'ils désiraient.

Sans aucun doute, ces hommes furent d'abord de ceux
qui avaient quelques connaissances médicales générales,
c'est-à-dire des médecins adonnés à l'observation et à
l'exercice de l'art de guérir. Puis, enhardis par quelques
succès et éclairés par l'expérience et une pratique plus
ou moins longue, ou même encouragés par la faveur et
la confiance publiques, ces hommes, ces médecins se
firent, de l'opération de la taille, une spécialité, une
occupation exclusive. Beaucoup d'entre eux devinrent
periodeutes ou *circulatores*, c'est-à-dire qu'ils allaient de
ville en ville, de pays en pays, exercer leur art spécial.
On peut le conjecturer avec d'autant plus de probabilité
que les textes anciens signalent un grand nombre de
periodeutes, surtout parmi les médecins spécialistes, et
que d'ailleurs les choses ne se passaient pas autrement
en Europe dans le moyen âge et même dans les temps
modernes.

La nécessité de l'opération de la taille est telle que
l'on serait en droit d'affirmer, même sans preuves directes, qu'elle a dû être pratiquée dès la plus haute
antiquité. Mais cette affirmation est étayée de preuves
suffisantes pour qu'il ne puisse rester aucun doute sur
la réalité de sa pratique fréquente. M. Littré en donne
une des meilleures en citant les passages des écrits hippocratiques où il est parlé du cathéter et du cathétérisme
comme nous en parlerions nous-mêmes , c'est-à-dire
comme de choses depuis longtemps vulgaires et d'usage
très-ancien. Or, puisque l'un des principaux objets du
cathétérisme était de reconnaître si une pierre existait
dans la vessie, le savant éditeur de la collection hippocratique en conclut nécessairement, et avec toute rai-

son, que l'opération de la taille était depuis longtemps
pratiquée au temps d'Hippocrate, bien qu'elle ne soit
décrite dans aucun ouvrage de cette époque et quoique
le SERMENT défende de la faire.

Il nous reste, dans les auteurs anciens, trois descriptions plus ou moins détaillées de la lithotomie, en trois
langues différentes, et ces descriptions nous donnent une
connaissance tout à fait complète de la manière dont elle
était exécutée à trois époques assez éloignées l'une de
l'autre. L'une, en sanscrit, se trouve dans le livre de
Suçruta; l'autre, en latin, est dans l'ouvrage de Celse;
la troisième, en grec, nous a été laissée par Paul d'Egine.
Ce dernier auteur florissait vers le milieu du VIIe siècle
de l'ère chrétienne; Celse écrivait dans les commence-
ments du Ier siècle, vers les temps de l'empereur Tibère;
quant à Suçruta, nous ne savons rien de lui ni de l'é-
poque où il vécut. Son traité de médecine a été publié
en sanscrit à Calcutta en 1835, et M. Francis Hessler l'a
traduit en latin.

Sans vouloir aucunement discuter ici la question de
savoir vers quelles dates de l'histoire générale a pu être
composé ou rédigé le livre de médecine de Suçruta,
chose impossible à faire utilement dans l'état actuel de
la science, je crois qu'il est difficile de nier que cet ouvrage contienne un grand nombre de passages empreints
d'un caractère d'archaïsme incontestable et de prescrip-
tions de pratiques religieuses, le plus souvent exprimés
en Çlokas ou distiques, ce qui donne à ces textes une
physionomie antique, tandis que d'autres portent les
marques d'une rédaction plus moderne. L'illustre indianiste et docteur en médecine Wilson regardait comme

probable qu'à une époque reculée il existait une école de médecine célèbre à Bénarès (1) et croyait que l'ouvrage de Charaka était le plus ancien livre de médecine connu. M. Thomas Wise, de son côté, a accumulé de nombreux arguments appuyés de textes anciens pour démontrer l'antiquité du traité médical de Suçruta (2).

Quoi qu'il en soit, il reste hors de doute, même par le témoignage des écrivains grecs, non-seulement que l'expédition d'Alexandre-le-Grand n'a point introduit l'étude et la pratique de la médecine dans l'Inde, mais qu'au contraire cette contrée était déjà depuis longtemps en possession d'une science médicale dogmatisée et fondée sur l'observation et sur l'expérience lorsque les Grecs envahirent les Indes. C'es' ce qui ressort avec toute évidence de plusieurs passages des fragments qui nous restent de l'historien Mégasthène et surtout des snivants : Εἰσὶ δὲ παρ' Ἰνδοῖς καὶ ἐπὶ τοὺς ξένους ἄρχοντες τεταγμένοι καὶ φροντίζοντες ὅπως μηδεὶς ξένος ἀδικῆται · τοῖς δ'ἀῤῥωστοῦσι τῶν ξένων ἰατροὺς εἰσάγουσι καὶ τὴν ἄλλην ἐπιμέλειαν ποιοῦνται, καὶ τελευτήσαντας θάπτουσιν, ἔτι δὲ τὰ καταλειφθέντα χρήματα τοῖς προσήκουσιν ἀποδιδόασιν.... Περὶ μὲν οὖν τῆς Ἰνδικῆς καὶ τῶν κατ' αὐτὴν ἀρχαιολογουμένων ἀρκεσθησόμεθα τοῖς ῥηθεῖσι. (Mégasthène, *Frag. epit. Indic.*, 41 et 42, édit. F. Didot.) Il y a aussi chez les Indiens des magistrats préposés aux étrangers et s'étudiant à ce qu'aucun d'eux ne souffre

(1) *It seems probable that Kaṣi or Benares was at an early period celebrated school of medicine...* (*Vishnu purana*, p. 407, n° 11. — London, 1840.)

(2) *Comment. on the Hindu system of medicine*, London, — 1860, in-8. — *Review of the history of medicine*, by Th. Wise. — London, 1867, 2 vol. in-8.

une injustice. Si quelqu'un de ces derniers tombe malade,
ces magistrats font venir des médecins et pourvoient à tous
ses besoins S'il vient à mourir, ils se chargent des funé-
railles et rendent à sa famille tous les biens qu'il laisse...
Mais contentons-nous de ce qui vient d'être dit sur l'Inde
et sur ses antiquités. » Il est clair, par ces dernières paroles, que Mégasthène parle de cette institution des médecins indiens comme d'une chose très-ancienne.

Dans un autre passage, le même historien affirme que,
après les Çramanas (Σαρμάναι), ce sont les médecins qui sont
le plus honorés : Μετὰ δὲ τοὺς Ὑλοβίους δευτερεύειν κατὰ τιμὴν
τοὺς ἰατρικούς (1). « Après les gens des forêts, ce sont les
médecins qui sont le plus honorés (2). » Néarque dit que
Alexandre avait près de lui les plus habiles des médecins
indiens : καὶ ἐπὶ τῷδε Νέαρχος λέγει συλλελεγμένους ἀμφ' αὐτὸν εἶχεν
Ἀλέξανδρος Ἰνδῶν ὅσοι ἰατρικὴν σοφώτατοι (3) : « Néarque ajoute
que Alexandre avait près de lui les Indiens les plus
habiles dans la médecine. » Strabon affirme, d'après
d'autres auteurs, que les anciens Indiens ne s'appli-
quaient à aucune autre science qu'à la médecine : μὴ
ἀκριβοῦν δὲ τὰς ἐπιστήμας πλὴν ἰατρικῆς (4).

Voilà, ce me semble, des autorités irrécusables qui
attestent l'antiquité de la médecine dans l'Inde, et je
n'ai pas épuisé la liste de ces témoignages. Je me con-
tente d'ajouter qu'il est fait assez souvent mention des

____

(1) *Ibid.*, lib. III, 40.
(2) Pour comprendre ce passage de l'historien grec, il faut savoir
que les Çramanas étaient livrés à l'ascétisme et qu'ils vivaient en
anachrorètes dans les forêts.
(3) Arrian., *Indica*, cap. xv.
(4) Lib. XV, cap. i, 34.

médecins dans le livre de la loi de Manou, et qu'ils y sont
désignés comme des hommes familiers et jouant dans
la société brahmanique un rôle populaire et non sans
importance (1).

Si aux démonstrations directes qui précèdent on joint
les considérations que j'ai présentées dans un autre ouvrage (2) sur la nécessité de la pratique médicale dans
toute société jouissant d'un commencement de civilisa-
tion, on se convaincra facilement que la médecine a dû
être exercée dans l'Inde à une très-haute antiquité, et
que les livres de Charaka et de Suçruta, quelle que soit
la date de leur rédaction définitive, n'ont fait que reproduire une grande partie des traditions, des enseigne-
ments depuis longtemps connus et mis en pratique, et
fondés sur l'observation et sur l'expérience. En ce qui
concerne l'opération de la pierre, elle est si impérieuse-
ment indispensable qu'elle a dû être une des plus an-
ciennement hasardées. Or, voici la description de cette
opération, extraite du livre de Suçruta, telle que nous
la trouvons dans la traduction latine de M. Hessler. Elle
porte bien les caractères de l'exactitude ; il n'est pas
inutile d'ailleurs de dire que M. Hessler est à la fois médecin et indianiste.

« L'issue de l'opération, même faite par un médecin
habile, est incertaine. Aussi doit-on la considérer comme
la dernière ressource. Si on ne la fait pas, la mort est
indubitable ; si on la fait, le malade a chance de vivre.

(1) *Manava Dharma Sastra*. Lois de Manou, traduits du sanscrit
par A. Loiseleur-Deslongchamps : — liv. III, 152, *id*,, 180—liv. IV,
179; *id*., 212; *id*., 220 — liv. IX, 284; *id*., 293 — liv. X, 47; *id*.,87.

(2) *L'Assistance médicale chez les Romains*, chap. 1er.

C'est pourquoi, après avoir invoqué Isvara, le médecin probe doit opérer. »

« Lorsque le malade a été oint, purgé des humeurs viciées ; quand son corps est un peu amaigri, qu'on l'a frictionné et fait transpirer ; après qu'il a mangé, qu'il a joui des bienfaits du sacrifice, des vœux et des bénédictions suivant les rites ; qu'enfin il est muni de toutes les choses nécessaires, le médecin doit lui adresser d'abord des paroles de consolation. Ensuite il prescrit à un homme vigoureux et sans peur de s'asseoir sur un escabeau de la hauteur du genou. Il fait d'abord placer le malade sur les cuisses de celui-ci, puis le renverse sur le dos, les cuisses levées en l'air et couché dans les plis de ses vêtements ; il lui attache ensemble, en les rapprochant, les bras et les genoux, soit avec un lien, soit à l'aide de ses vêtements de dessous. Le médecin alors doit frictionner le côté gauche de la région ombilicale convenablement ointe, la fouler avec le poing en descendant depuis l'ombilic vers le bas de l'abdomen, jusqu'à ce que le calcul soit tombé au fond. Ensuite, après avoir trempé dans l'huile les doigts indicateur et médian de la main gauche, dont les ongles ont été préalablement coupés, il les introduit dans l'anus en suivant la direction de la suture, et attire avec adresse et vigueur les parties situées entre l'anus et le pénis. Il atteint ainsi la vessie, qui doit être indolore, relâchée et point inégale ; il la presse vigoureusement d'en haut avec ses deux doigts, de telle sorte que la pierre vienne saillir à l'instar d'un nœud. »

« Si, le calcul étant saisi, le malade tombe en défaillance et laisse pendre sa tête comme s'il était tué, et s'il

devient semblable à un mort, que le médecin s'abstienne
d'extraire le calcul ; car, s'il le fait, le patient mourra
nécessairement. Mais, en l'absence de ces symptômes, il
doit entreprendre l'extraction de la pierre. »

« Ayant donc soin de laisser la suture du côté gauche
sur une étendue d'un grain d'orge *hexasticon*, le médecin doit prendre un scalpel proportionné à la grosseur
du calcul ; il peut aussi agir du côté droit si la commo-
dité de l'opération l'exige ; du moins quelques-uns le
prétendent. Le médecin doit faire attention à ne diviser
ni écraser la pierre ; car s'il reste un fragment, si petit
qu'il soit, il finit par grossir. C'est pourquoi l'opérateur
doit saisir avec la pince le calcul tout entier. »

Telle est la description de Suçruta Comprenant bien
tous les dangers de cette opération aventureuse, l'auteur
commence en déclarant qu'on ne doit la pratiquer qu'à
la dernière extrémité, et il la termine en énumérant les
principaux dangers auxquels elle expose le malade et
qu'il invite le médecin à éviter de son mieux. Ainsi il
lui recommande de ne pas blesser les uretères, les ca-
naux spermatiques, les organes de la génération, la suture, l'anus et l'abdomen ; seulement il n'indique pas et
ne pouvait pas indiquer les moyens propres à éviter ces
accidents ; et de fait, avec cette manière d'opérer et dans
l'ignorance où l'on était de la structure des parties in-
téressées dans l'opération et de leurs rapports réci-
proques, il n'existait véritablement aucun moyen certain
et efficace de les empêcher de se produire. Toutefois, il
est facile de comprendre qu'un homme intelligent, ob-
servateur et prudent, pouvait, en se livrant à cette spécialité, y acquérir une très-grande expérience et une

habitude qui lui donnaient plus de sureté dans le manuel opératoire, ainsi qu'une dextérité propre à le guider à travers tous les dangers et à lui faire éviter plus souvent les accidents redoutables qu'il connaissait. Il arrivait ainsi, à force de tact et d'habileté, à rendre ses succès plus nombreux ; mais c'était toujours une qualité personnelle en dehors de la science, puisqu'elle ne pouvait ni être enseignée, ni être acquise par l'étude. C'est évidemment à cette sorte d'opérateurs extra-scientifiques que Hippocrate voulait qu'on s'adressât.

La description de Celse est beaucoup plus détaillée que celle de Suçruta, et par conséquent plus complète, car on doit remarquer que ce dernier auteur, n'indique aucunement la manière d'inciser, pas plus que l'endroit où il faut porter le scapel ni la profondeur à laquelle il doit atteindre. Il dit seulement que les manœuvres préliminaires doivent avoir pour but et pour résultat d'amener la pierre au fond, de manière à lui faire produire une saillie extérieurement, et sans aucun doute au périnée. Ce but une fois atteint, le médecin devait couper toutes les parties qui recouvraient le calcul en se servant de ce calcul même comme d'appui. Suçruta n'entre point dans tous ces détails pourtant essentiels, et les suppose probablement connus de ses lecteurs, et on les apprenait en voyant opérer. L'auteur du livre connu sous le nom de Suçruta était un médecin qui enseignait la science à des élèves déjà plus ou moins initiés.

Celse, au contraire, était un polygraphe qui n'avait jamais pratiqué la médecine et ne la connaissait que comme un amateur instruit. En cherchant à l'exposer aux hommes studieux comme lui, il ne devait négliger aucun détail ; d'autant plus que, ainsi qu'il nous l'apprend, et malgré le précepte du serment hippocratique, la médecine scientifique, à la belle époque de l'école d'Alexandrie, s'était emparée de l'opération de la taille et avait essayé d'en rendre toutes les particularités essentielles un peu moins primitives et barbares. Elle avait fait des efforts pour la soumettre aux mêmes règles que les autres opérations ; mais ces efforts furent vains et ne produisirent que des modifications de forme et sans importance, puisque nous constatons, par la description minutieuse de Celse, que le procédé opératoire est en définitive le même qu'auparavant, et qu'il n'est ni plus sûr, ni mieux entendu, ni moins exempt de péril, ni plus scientifique, en un mot, que celui des Indiens.

Au reste, Celse écrivait au siècle d'Auguste ; par conséquent sa description est élégante et du plus beau styte. Les diverses phases de l'opération y sont présentées savamment dans leur ordre et avec une méthode parfaite. Les conseils de prudence, de ménagements, de précautions de toutes sortes, y sont prodigués dans un langage net, précis, clair et digne en tous points de la belle époque littéraire où vivait l'auteur. Mais en ce qui concerne l'opération elle-même, rien ne diffère au fond de la description sanscrite, pas même la réflexion triste de Suçruta, savoir, que cette opération est périlleuse et qu'il ne faut la faire que comme suprême ressource. La seule modification un peu intéressante rapportée par Celse est celle qui fut imaginée par un médecin alexandrin du nom d'Ammonius, non point dans le mode opératoire, mais dans un détail de l'extraction du calcul ; elle consistait en ce que, si la pierre se trouvait trop grosse pour passer à travers l'ouverture faite par le scalpel de l'opérateur, il fallait la fendre en plusieurs morceaux et tirer l'un après l'autre chaque fragment.

Il est bon de faire remarquer tout de suite que, pour diviser la pierre, Ammonius la saisissait avec un crochet et la fixait solidement pour qu'elle ne put s'échapper sous le choc ; puis il appuyait contre cette pierre le bout d'une tige de fer, et, en frappant avec un marteau sur l'autre bout de cette tige, il divisait ainsi le calcul. Ce qui rend ce détail intéressant, c'est que cette manœuvre est précisément celle de la lithotritie et qu'il n'y avait qu'un pas à faire pour arriver au broiement de la pierre dans la vessie, en y introduisant un instrument par le canal naturel et sans aucune incision. Nous verrons tout à l'heure que ce pas fut assez vite franchi.

La troisième description ancienne de la lithotomie est celle de Paul d'Égine, qui vivait vers le milieu du VIIe siècle de notre ère, ainsi que je l'ai démontré dans l'édition que j'ai publiée du TRAITÉ DE CHIRURGIE de cet auteur (page 21 et suiv.). Cette description est beaucoup moins littéraire et moins détaillée que celle de Celse ; mais elle est plus nette, plus précise et, si l'on peut s'exprimer ainsi, plus chirurgicale que celle de Suçruta. Du reste, elle ne révèle aucun fait nouveau, sinon que l'auteur affirme en termes pittoresques que, aussitôt l'incision faite en se servant de la pierre comme point d'appui au scalpel, celle-ci s'élance quelquefois *gracieusement* et sans aucun retard au dehors : Χωρὶς ἀναβολῆς χαριέντως ὁ λίθος ἐκπηδᾷ. Ce détail, que la pierre elle-même poussée jusqu'à faire saillie au périnée sert de point d'appui au couteau du chirurgien, est un très-bon

2

commentaire à la description de Suçruta et fait bien comprendre le motif des manœuvres qui précédaient l'incision.

Pour tout le reste, et à part les pratiques de religion, l'opération s'exécute, au temps de Paul d'Égine, exactement comme à l'époque de Suçruta ; de sorte qu'aucun progrès réel et durable n'avait eu lieu depuis les temps les plus anciens jusqu'à l'entrée du moyen âge dans la manière de pratiquer l'extraction de la pierre par la lithotomie, et c'est là une chose curieuse et intéressante à considérer dans l'histoire de l'esprit humain. Voilà une opération nécessaire, disons mieux, indispensable au salut d'un grand nombre d'hommes ; et malgré l'intérêt immense qui existait à la fois pour les calculeux et pour ceux qui leur donnaient des soins, à découvrir un moyen plus facile et moins chanceux de les guérir, malgré les efforts inouïs qui furent certainement tentés pour arriver à ce but, aucune amélioration tant soit peu notable n'eut lieu ni dans la théorie ni dans la pratique de l'opération. On la faisait encore au commencement du VIIe siècle comme au temps de Suçruta. Aucun progrès sérieux ne fut fait pendant des milliers d'années, où elle resta constamment sous le joug d'un empirisme dangereux et où elle était exécutée dans l'ignorance et dans l'aveuglement. Cet état de choses dura même encore pendant tout le moyen âge et jusqu'au commencement du XVIe siècle. Ce n'est, en effet, que vers l'an 1520 qu'un médecin de Crémone, Jean de Romani, eut l'idée d'introduire préalablement le cathéter dans la vessie, afin de s'en servir comme d'un guide pour conduire sûrement l'instrument tranchant dans cet organe. Cette idée très-simple réalisa un perfectionnement considérable dans le manuel opératoire, et suffit pour faire sortir définitiuement la lithotomie de la voie empirique et barbare et pour lui ouvrir la voie scientifique et rationnelle.

Ainsi la moindre réflexion, le plus petit effort d'esprit fait dans une bonne et vraie direction, une application simple et facile d'un instrument qui était dans toutes les mains, et dont l'usage et le maniement étaient vulgaires et quotidiens parmis les chirurgiens, voilà ce qu'il fallait pour amener un immense progrès et sauver la vie d'un grand nombre de calculeux ! Et pourtant ce progrès ne fut réalisé qu'après des milliers d'années d'étude et de pratique ! Il n'y avait rien à inventer, puisque la sonde était connue et employée même pour reconnaître si une pierre existait dans la vessie ; il suffisait d'assigner à cet instrument une destination nouvelle, un autre but à atteindre, et personne n'eut cette pensée, ou du moins personne ne l'appliqua.

On ne saurait trop s'étonner de ce singulier phénomène de l'esprit humain, de cette pauvreté apparente dans le domaine de la réflexion, lorsqu'on le voit dans d'autres circonstances si prompt à saisir la plus petite lueur de vérité pratique. Est-il permis de croire que l'on aura donné la véritable explication de ce fait, en disant que, d'une part, les hommes de l'art ne faisaient qu'à leur corps défendant une opération qui ne sauvait qu'un petit nombre de malades et ne satisfaisait point leur sentiment d'hommes de science, et que, d'autre part, on avait généralement la brillante mais vaine espérance de guérir la pierre sans aucune opération, ce qui

détournait les esprits sérieux de toutes recherches ayant
pour but l'amélioration et le progrès du procédé opératoire ?

Ce dont on ne peut douter, c'est que des efforts extraor-
dinaires , incessants et opiniâtres furent tentés dans
le cours des siècles pour arriver à la guérison d'une
maladie aussi grave et aussi commune que la pierre.
Mais ces efforts ne portèrent point, à ce qu'il semble, sur
les moyens de rendre l'opération plus sûre et moins dangereuse. En tous cas, il n'en reste point de traces, ce qui
prouve bien que tout le monde la regardait comme une
ressource ultime et ne laissant que peu d'espoir. Les
médecins ne tentaient point de l'améliorer, parce qu'ils
répugnaient à la pratiquer. Sans aucun doute, les ten-
tatives multipliées auxquelles se livrèrent les expérimen-
tateurs pendant de longs siècles tendirent à peu près
toutes à découvrir des liquides propres à dissoudre les
calculs dans les voies urinaires, soit qu'on les fît prendre
en boisson aux malades, soit qu'on les leur injectât direc-
tement dans la vessie à l'aide d'instruments appropriés.

Les anciens livres grecs de médecine et principalement
ceux de la basse époque sont remplis de formules inven-
tées dans ce but et présentées comme devant avoir ce résultat qu'elles n'atteignaient jamais; elles nous sont restées
comme pour témoigner de la direction fausse que prenaient
les esprits et de l'abondance stérile dont ils firent preuve
dans la poursuite de ce mirage séduisant appelé la
dissolution de la pierre dans la vessie. C'est ainsi que
les recherches s'égaraient dans une voie erronée et in-
féconde. elles s'y maintinrent pendant des siècles avec
une constance, un courage et une opiniâtreté dignes

d'un meilleur sort et n'aboutirent en définitive à aucun résultat utile. On voulait à tout prix éviter l'opération de la taille, et l'on ne perdit jamais l'espoir d'atteindre ce but; et il est très-vrai qu'on en arriva bien près, si l'on ne l'atteignit pas complétement, mais non point à l'aide des dissolvants.

En effet, plusieurs siècles avant que l'idée lumineuse et féconde de Jean de Romani eût été mise en pratique, il était survenu un fait chirurgical des plus intéressants. Cette sonde, ce cathéter dont la science médicale était en possession depuis les temps les plus anciens et qui rendait tant de services, soit comme instrument d'investigations pour rechercher si la pierre existait dans la vessie, soit aussi comme moyen de vider cet organe ou d'y injecter des liquides, cet outil si simple dont on n'eut pas l'idée de se servir comme guide pour le couteau du chirurgien, on avait eu la pensée de l'utiliser pour servir de conducteur d'une tige de fer propre à broyer les pierres sans opération sanglante et sans aucune solution de continuité ; en un mot le cathéter ou la sonde donnèrent l'idée de l'instrument lithothrypteur ou lithotriteur, et l'art de broyer les pierres et de réduire en poussière les calculs dans la vessie même sans aucune incision fut inventé. A quelle époque eut lieu la première tentative de broiement? C'est ce qu'il est impossible de déterminer avec précision. Mais ce qu'on peut affirmer avec certitude, c'est que la lithrotritie était pratiquée au commencement du IXe siècle de notre ère.

Je vais essayer de mettre ce fait en évidence par une suite de textes dont le plus ancien et le plus explicite est d'un auteur grec qui vivait à l'époque que je viens d'in-

diquer. Ce texte me fut signalé, il y a une vingtaine
d'années, par M. le docteur Olympios d'Athènes, qui lui-
même en avait, comme il le déclare, reçu l'indication du
professeur Manousès. Je l'ai trouvé dans la VIE DE SAINT
THÉOPHANÈS écrite par un de ses contemporains et amis
qui n'a pas laissé son nom. Cette biographie, parfaitement
authentique, se trouve en tête de l'ouvrage du saint inti-
tulé : CHRONOGRAPHIE, ouvrage publié dans la collection
des historiens byzantins(1). J'en ai extrait le texte suivant
que je signale à l'attention du lecteur. Il est ainsi conçu :

Τότε δὴ τότε πρὸς πόλιν καλεῖται καὶ ὁ θαυμάσιος, οὐ τυραννικῇ γὰρ βιαίᾳ
χειρί, ἀλλὰ θωπείαις ταῖς ἐξ ἔθους δῆθεν ἐκμαλασσόμενος· « Κατ' ἐχθρῶν, »
φησὶν, « ἐκστρατεία μοι παρέστη, καὶ δέον ταῖς εὐχαῖς καθοπλισθέντα
πρότερον, οὕτω συμμῖξαι τοῖς πολεμίοις. » Ὁ δὲ (Θεοφάνης) τὸ τῶν
τρόπων κακόηθες ἐπιστάμενος, νεφρῷ πολυχρονίῳ καὶ δυσουρίᾳ
τρυχόμενος· ὄργανα γὰρ διὰ τοῦ φυσικοῦ ὑπονόμου τῇ κύστῃ παρ-
απεμπόμενα καὶ τοὺς ἐγκειμένους ἐν ταύτῃ διαθρύπτοντα λίθους, τοῖς
ἐκτὸς παρεπέμποντο, τὴν ἔξοδον τῷ ὑγρῷ περιττώματι, ὡς ὁ.,ατὸν,
ἀκώλυτον μηχανώμενα. Τούτοις οὖν τρυχόμενος καὶ κλινήρης διὰ βίον
ὑπάρχων, ἀκατίῳ περαιωθεὶς πρὸς τὴν βασιλίδα πόλιν ἐγκαθορμίζεται.

Voici la traduction littérale de ce texte : « C'est alors
que fut aussi appelé à la ville cet homme admirable (Théophanès), non par la tyrannie et la violence, mais par les
carresses et les flatteries habituelles. « J'ai à soutenir
une guerre contre les ennemis, » lui disait l'empereur,
« mais, pour les combattre, il faut d'abord que je sois
armé de tes prières. » Or, Théophanès, réfléchissant à
la méchanceté de son caractère, et bien qu'il fût tourmenté par une néphrite chronique et par une dysurie,

(1) *Corpus scriptorum historiæ Byzantinæ*, tome 39. — *Théo-
phanis Chronographia*, vol. 1ᵉʳ, p. xxxiv. — Bonn, 1839.

— en effet, des instruments avaient été introduits dans
la vessie par le canal naturel, et, après avoir broyé les
pierres qui s'y trouvaient, les apportaient au dehors et
enlevaient autant que possible mécaniquement tout
obstacle à l'écoulement de l'urine, — et quoique ainsi
tourmenté il passât ses jours au lit, il se fît transporter
sur un bateau et débarqua dans la ville impériale. »

Ces faits avaient lieu sous l'empereur Léon l'Armé-
nien, vers l'an 816 (1), et saint Théophanès, après avoir
passé les deux dernières années de sa vie dans une pri-
son, y mourut le 12 mars 819. Il avait donc survécu trois
ans au broiement de sa pierre, et dans des conditions
bien propres à empêcher cette opération de réussir.

Je n'ai pas besoin de faire ressortir la netteté, la
clarté et l'importance de ce texte. Il est impossible de
décrire en moins de mots et d'une manière plus saisis-
sante l'opération faite à saint Théophanès. La précision
de cette description est d'autant plus démonstrative qu'il
est de toute évidence que le biographe ne la fait qu'in-
cidemment, sans y attacher aucune importance intrin-
sèque, et entre parenthèses. Il n'emploie aucun mot
technique ou spécial ; il ne connaît pas les termes scien-
tifiques ; il est visible, en un mot, qu'il parle de ce qu'il
a vu, mais seulement pour donner de la clarté à son récit et surtout pour attirer l'intérêt du lecteur sur son
personnage en mettant en relief toutes les difficultés
et les dangers qui existaient pour le saint dans son
obéissance aux désirs de l'empereur. Toutes ces circonstances donnent au fait de cette opération de litho-

(1) Bolland., 1ᵉʳ avril.

thrypsie une authenticité qui me paraît indiscutable et qui me le font considérer comme acquis sans conteste à la science.

J'ajoute que l'expression διαθρύπτοντα, de θρύπτω, spécifie absolument que la pierre fut broyée, écrasée par l'instrument, et non point usée et réduite en poussière par le frottement, car dans ce dernier cas l'auteur n'aurait pas manqué d'employer le verbe τρίβω. Aujourd'hui on appelle à tort du nom générique de lithotritie l'une et l'autre manière d'opérer ; et, à vrai dire, le broiement ou écrasement est à peu près exclusivement employé, ce qui rend tout à fait impropre l'expression de lithotritie.

Voilà donc le broiement de la pierre certainement connu et pratiqué au commencement du IXe siècle de l'ère chrétienne ; et il est probable que si le procédé avait été nouveau et encore inconnu notre auteur l'aurait mentionné. Mais contentons-nous de ce qu'il nous dit, et, après avoir constaté tous les faits de son récit, arrêtons-nous sur une réflexion qui se présente immédiatement à l'esprit : comment comprendre et expliquer qu'une pareille opération, faite à peine un siècle après la mort de Paul d'Égine, et un peu plus d'un siècle et demi après la destruction de l'école d'Alexandrie, dans un des pays les plus éclairés du monde, ait pu se perdre dans le cours des siècles suivants, à ce point qu'elle a dû être véritablement réinventée de nos jours ? C'est là un problème qu'il n'est pas impossible ni même très-difficile de résoudre.

Nous avons vu que l'opération de la pierre dite lithotomie avait été en général rejetée en dehors de la méde-

cine scientifique et repoussée par les médecins cons-
ciencieux, et justement honorés, comme une opération
empirique, dangereuse et faite en dehors de toute règle
doctrinale. Elle restait par conséquent le domaine pour
ainsi dire patrimonial de quelques familles dont les
membres s'adonnaient exclusivement, de père en fils, à
cette opération et y acquéraient une expérience con-
sommée qui leur valait des succès plus nombreux que
d'autres n'en auraient pu obtenir. On ne peut douter
que celui qui eut le bonheur de trouver le moyen de réduire en poussière les pierres de la vessie sans opération
sanglante, et qui s'en servit avec succès, se garda bien
de faire connaître ses instruments et sa manière de les
employer. Il en fit sans aucun doute un secret qu'il trans-
mit à son fils, afin de tirer le plus de profit possible de
sa découverte. C'est là une conjecture qui acquiert un
véritable degré de certitude, si l'on réfléchit que les
choses se sont toujours passées ainsi dans tous les temps
et dans tous les lieux, toutes les fois que l'intérêt personnel et la cupidité y ont trouvé leur compte, et l'amour
du lucre sa satisfaction ; et sans sortir de la spécialité
de notre sujet, rappelons ici que l'on a vu à plusieurs
reprises, et de nos jours encore, des chirurgiens dissi-
muler avec le plus grand soin à la vue de tout le monde
et du malade lui-même les instruments dont ils se servaient pour opérer.

Or, le secret des instruments de lithothrypsie put tomber et dut effectivement finir par tomber dans des mains
inhabiles, chez un homme riche, insouciant, préférant
le plaisir au gain, et qui, n'ayant plus la volonté ni le
besoin de l'exploiter, le laissa peu à peu inappliqué sans

le transmettre à d'autres, et finalement tomber dans l'oubli. Sans doute cet oubli ne fut pas d'abord complet ; des transmissions de plus en plus insuffisantes durent avoir lieu ; des récits plus ou moins exacts et des traditions obscures ou incomplètes dans les détails finirent très-probablement par rendre les instruments inaptes au service auquel on les destinait et leur maniement difficile, de sorte que leur application, devenant pleine d'embarras, les hommes qui s'en servaient obtinrent moins de succès et eurent plus de revers, ce qui est essentiellement propre à faire tomber en désuétude un procédé opératoire. Il est tout à fait vraisemblable que les choses se passèrent ainsi, car dans la suite des temps postérieurs à celui de saint Théophanès, et principalement chez les Arabes, qui seuls à cette époque avaient hérité de la science hellénique, on retrouve des traces de divers modes de destruction de la pierre sans instruments tranchants dans des auteurs de différentes époques, ce qui prouve que la tradition n'en avait jamais été perdue tout à fait.

Parmi ces derniers, et en suivant l'ordre des temps, nous trouvons dans le dixième siècle le célèbre médecin arabe Avicenne (1) qui parle de la pulvérisation de la pierre dans la vessie, à l'aide du diamant. Il s'exprime ainsi : *Dicunt quod quum ex ipsa (smyride) adhœret granum unum in extremitate syringœ annexum glutini romano et intromittitur in vesica, frangit lapidem (2). « On dit*

<hr>

(1) Son nom arabe complet est : Abu ali Hussein ben abdallah ibn Sina.

(2) Canon, Lib. 2, Tract, 2, cap. 20, p. 264. — Venetiis, apud Jun*tas 1595. — La traduction latine que nous donnons ici est celle de Gérard de Crémone.

que lorsque l'on fixe un granule de cette substance (smyris) (1), avec de la glu romaine à l'extrémité d'une sonde que l'on introduit dans la vessie, on brise la pierre. »

Jean Serapion mentionne le même fait en termes analogues et peut-être même plus explicites : *frangit etiam num vesicœ calculos parvum ramentum ex ejus (adamantis) fragmentis concisum, styloque ferreo gummi adglutinatum et urinariœ fistulœ inditum* (2) « On brise aussi « les calculs de la vessie avec un petit fragment détaché « d'un morceau de cette substance (le diamant) collé au « bout d'un stylet en fer avec de la glu et inséré dans une « sonde urinaire. »

Pour le onzième siècle, nous citerons le chirurgien arabe Abou'l Kassem plus connu sous le nom Albucasis (3). Deux passages célèbres et souvent reproduits de cet auteur contiennent l'indication et même la description du broiement des calculs dans la vessie. Son procédé opératoire était bien imparfait et exposait même les malades à des dangers immédiats. Il est d'ailleurs décrit en termes sommaires et assez obscurs ; aussi ces textes ont-ils donné lieu à de longues et vives controverses, il y a une cinquantaine d'années. Mais enfin il est impossible de méconnaître que le procédé avait une ressemblance réelle

---

(1) Σμύρις λίθος ἐστὶν ᾗ τὰς ψήφους οἱ δακτυλιολόφοι σμήχουσι « La Smyris est une pierre avec laquelle les bijoutiers polissent les gemmes. » — Dioscor. 5, 166 —

(2) Johannis Serapionis *lib. de simplicibus, ex mineralibus, cap. 391, de lapide adamanto* — Venetiis, 1514 — vide etiam : venetiis, 1550 ap. Juntas, cap. 381, *de tempcramentis simplicium* — il y a des variantes.

(3) Son nom complet est : Abou'l Kassem Khalaf ibn abbas azzahraoui. — Il mourut à Cordoue en 1107.

avec un des modes opératoires mis en usage dans ces derniers temps. Il consistait à perforer la pierre avec une
tige de fer.

Au treizième siècle, un savant arabe connu sous le
nom de Teifaschi (1) signale à son tour, pour l'avoir vu
mettre en œuvre, le procédé de destruction de la pierre
par le frottemeut à l'aide d'un diamant fixé au bout d'une
tige métalliqne que l'on introduisait dans le réservoir
urinaire. C'est bien là le mode opératoire indiqué par Avicenne et par Jean Sérapion.

Un peu plus tard, un cinquième écrivain arabe Kas-
wini (2), celui que l'on a surnommé le Pline des arabes,
rapporte un fait qui lui est personnel de broiement de la
pierre à l'aide du diamant.

M. Clément Mullet a donné des détails sur plusieurs de
ces exemples de lithotritie dans un Mémoire publié au
numéro de juin 1837 du *Journal asiatique* (3).

En poursuivant ces recherches, nous trouvons de nou-
velles traces de cette opération jusque dans l'occident de
l'Europe. Ainsi vers la fin du quinzième siècle, le médecin Alexandre Benedetti écrivait les paroles suivantes :
*Aliqui intus sine plaga lapidem conterunt ferreis instru-
mentis; quod agendum tutum non invenimus* (4). « Quel-
» ques-uns vont, sans faire de plaie, briser la pierre à
» l'intérieur avec des instruments de fer ; ce que nous ne

(1 Chehâb eddin ahmed ben joussouf Teifaschi.

(2) Zaccaria ben mohamed ben mahmud Kasouini, il mourut
vers 1283.

(3) Conf aussi : *chirurgie d'abulcasis* traduite par le docteur Lu-
cien Leclerc. — Chap. 50, note page 153 — Paris, 1861.

(4) Alex. Benedetti, *de re medica*, etc., etc. Lib. 22, cap. 48,
p. 867. — Bâle, 1539, in-4°.

» trouvons pas sans danger. » Mais si Benedetti ne trouvait pas cette opération assez sûre pour la pratiquer lui-
même, il est évident, d'après ses propres paroles, que de
son temps quelques chirurgiens la mettaient en usage
sans beaucoup de réserve.

Ce n'est pas tout ; on trouve dans Haller un texte qu'il
attribue à Sanctorius et que beaucoup de personnes ne li-
ront pas sans quelque étonnement : *catheterem delineat
trifidum; per eum in grandiorem calculum specillum sa-
gittatum immittit, eo ut putat calculum dividit ut frag-
menta inter specilli crura cadant et possint extrahi.* « Fa-
« briquez un cathéter à trois branches ; par sa cavité,
« conduisez une tige en forme de flèche sur la plus grosse
« pierre ; divisez cette pierre de telle sorte que les frag-
« ments tombent entre les branches du cathéter à l'aide
« duquel on les extrait. » (1).

Ce texte est très-clair et ne peut laisser aucune hésita-
tion dans l'esprit. Il s'agit bien ici d'une pince à trois
branches avec son foret, destiné à diviser la pierre et à
permettre d'en extraire les fragments par l'urèthre. Mais
c'est à tort que Haller prétend en attribuer l'application à
Sanctorius dans le sens du broiement de la pierre. Le texte
que nous venons de reproduire ne se trouve dans aucun
des ouvrages de Sanctorius, et on ne s'expliquerait pas la
méprise de Haller, s'il n'existait pas à l'endroit du livre
où il renvoie, un dessin de la sonde à trois branches avec
sa tige en forme de flèche. Ce dessin fait parfaitement
comprendre l'opération décrite par Haller, et c'est très-

____

(1) Haller, *Biblioth. chirurg.* tom. 1ᵉʳ, lib. 5, sect. 228. — Bâle
1774, in-4°. —

probablement la vue de cette image d'un instrument nouveau qui lui a inspiré les paroles ci-dessus reproduites. Le
fait est que Sanctorius n'employait point son instrument
à broyer une grosse pierre, mais seulement à extraire les
petites pierres qui empêchaient l'émission de l'urine (1).
Du reste, il importe peu de savoir comment Haller a pu
attribuer à Sanctorius une opération qui n'est pas décrite
dans les ouvrages de ce dernier. Il suffit pour notre dé-
monstration qu'il la produise clairement et de telle sorte
qu'on ne puisse pas ne pas y trouver un mode de destruction de la pierre dans la vessie.

En définitive, tous ces textes prouvent que la pratique
de la lithotritie n'a jamais été complétement abandonnée
depuis le huitième siècle jusqu'au dix-septième, mais
qu'elle a subi des vicissitudes, à cause de l'impéritie de
ceux qui la pratiquaient et sans doute aussi à cause de
l'imperfection des instruments mis en usage, deux phé-
nomènes provenant très-probablement de ce que les chirurgiens lithotriteurs faisaient toujours plus ou moins un
mystère de leur opération. Cela est tellement vrai que
c'est à la lumière de l'anatomie que la lithrotritie s'éclipsa
complétement, de manière qu'il n'en fut plus question.
Déjà l'idée de Romani et l'emploi de la sonde comme guide
avaient ramené à la pratique de la lithotomie un grand
nombre de bons esprits ; mais en outre l'étude et les progrès de l'anatomie, en faisant connaître les organes inté-
ressés dans l'opération de la taille et les rapports de ces
organes entre eux, donnèrent à la lithotomie une précision
scientifique et des règles certaines qui permirent d'ob-

---

(1) Sanctorius — *comment. ad primam fen primi Libri canonis
Avicennæ* — venetiis, 1626, in-f°. —

tenir des succès beaucoup plus nombreux qu'auparavant
et qui contribuèrent évidemment à rejeter dans l'oubli
le broiement de la pierre, car on peut dire avec toute vérité que depuis le dix-septième siècle l'opération de la
taille, entrée par l'anatomie dans le domaine véritablement
scientifique, est définitivement sortie par ce seul fait des
mains des empiriques et ne peut plus y rentrer.

Je ne puis me dispenser de faire remarquer ici que
la défense faite par l'école hippocratique à ses élèves de
pratiquer l'opération de la taille n'est pas un fait unique
et isolé dans l'histoire de la médecine. En effet, vers le
milieu du treizième siècle, le célèbre chirurgien Lanfranc
professait qu'il fallait abandonner cette opération aux
gens ignorants et avides de gain (1). Le fameux Guy de
Chauliac dit également que les habiles, *periti*, ont laissé
cette opération aux coureurs, *cursoribus* (2); et cette
manière de voir était générale parmi les vrais médecins du moyen âge ; tous ceux qui étaient instruits et
honorables refusaient de pratiquer la lithotomie, et cela
pour les mêmes motifs qui avaient commandé son inter-
diction par l'école hippocratique. Il est évident que le
sentiment qui animait cette école était partagé par tous
les médecins habiles et respectables, quel que fût leur
pays.

Je crois pouvoir conclure des faits et considérations
qui précèdent que le précepte du serment hippocratique
n'offre rien d'énigmatique ni d'incompréhensible ; qu'il
s'explique, au contraire, très-facilement et très-naturel-
lement par le sentiment de dignité vivement accusé dans

(1) *Chirurgia magna et parva (ad verbum).*
(2) *Grande chirurgie,* Trait. VI, doct. 2, ch. vii, édit. de L. Joubert.

tous les ouvrages d'Hippocrate, sentiment qui ne permettait point au médecin sortant de son école de faire une opération dangereuse, manquant de base scientifique, pendant laquelle le couteau de l'opérateur s'enfonçait dans la chair vivante, sans que celui-ci pû' connaître les organes qu'il divisait, ni se rendre compte des conséquences immédiates de son action chirurgicale. Ce précepte ainsi compris, et il ne peut l'être autrement, ne fait que grandir dans notre estime la noblesse, la dignité et l'élévation de sentiments qui distinguent la grande école hippocratique et le document pour ainsi dire sacramentel qui sert d'initiation à ses élèves.

Imprimerie PAUL MASSON, place du Martroi, Orléans.

LIBRAIRIE DE GEORGES MASSON

Libraire de l'Académie de Médecine, boulevard Saint-Germain, Paris

---

Principaux Ouvrages du même auteur :

CHIRURGIE DE PAUL D'EGINE, texte grec, restitué et collationné sur tous les manuscrits de la Bibliothèque nationale, accompagné des variantes de ces manuscrits et de celles des deux éditions de Venise et de Bâle, ainsi que de notes philologiques et médicales, avec traduction française en regard, précédé d'une introduction par le Docteur René Briau, 1 beau volume grand in-8°. Paris 1855   9 fr.

Coup d'œil sur la médecine des anciens Indiens, brochure grand in-8°. Paris, 1858.

EN PRÉPARATION :

HISTOIRE DE LA PROFESSION MÉDICALE DANS L'ANTIQUITÉ

Trois parties sont publiées :

1° **Du Service de santé militaire chez les Romains**, in-8. Paris, 1866 . . . . 3 fr. 50

2° **L'Assistance médicale chez les Romains**. Cette partie a été insérée au Tome VIII° du recueil des mémoires des savants étrangers, de l'Académie des inscriptions et belles-lettres, in-8°. Paris, 1869. . . . . 3 fr. 50

3° **L'Archiatrie Romaine** ou la médecine officielle dans l'Empire Romain, in-8. Paris, 1877. . . . . . . 3 »»

IMPRIMERIE PAUL MASSON, PLACE DU MARTROI, ORLÉANS.

9 782019 637057